CAMBO-LES-BAINS

SES EAUX MINÉRALES

NOTICE MÉDICALE

PAR

Le Dr A. DOTÉZAC

Médecin-Inspecteur des Thermes de Cambo

EXCURSIONS AUX ALENTOURS

BAYONNE

IMPRIMERIE A. LAMAIGNÈRE, RUE CHEGARAY, 39.

1879

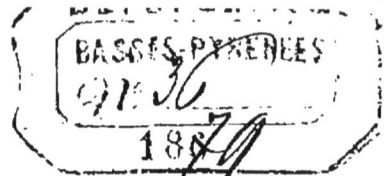

CAMBO-LES-BAINS

SES EAUX MINÉRALES

CAMBO-LES-BAINS

SES EAUX MINÉRALES

NOTICE MÉDICALE

PAR

LE Dr A. DOTÉZAC

Médecin-Inspecteur des Thermes de Cambo

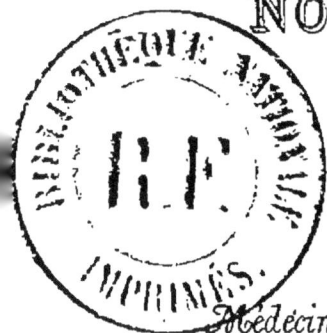

EXCURSIONS AUX ALENTOURS

BAYONNE

IMPRIMERIE A. LAMAIGNÈRE, RUE CHEGARAY, 39.

1879

PRÉFACE

Loin de nous la prétention, en publiant cette notice, de faire connaître les eaux minérales de Cambo ; notre seul but est de rappeler à nos confrères quelles sont les principales indications de ses sources.

Aujourd'hui qu'une expérience de douze années est venue nous donner le droit d'émettre une opinion basée sur l'observation clinique des faits, nous pouvons affirmer hautement que les eaux minérales de Cambo, discréditées à une certaine époque, on ne sait trop pour quel motif, sont très-utiles, comme toutes les eaux sulfureuses, dans une foule de maladies chroniques. Le Conseil municipal de Cambo, soucieux à juste titre de la prospérité de notre station thermale, a bien voulu nous demander de publier quelques pages sur l'action curative des eaux de Cambo.

Nous ne nous engagerons point dans des théories plus ou moins hasardées et qui ne sont d'aucun profit pour la thérapeutique thermale.

L'interprétation rigoureuse des faits sera le seul guide que nous suivrons. Aussi nous espérons que le public médical, mettant toute partialité de côté, voudra bien accorder quelquefois sa faveur à une station qui ne le cède en rien à tant d'autres plus favorisées de la vogue et de la mode.

Mais avant d'aborder la question thérapeutique, nous nous proposons d'envisager Cambo-les-Bains au point de vue topographique, historique, géologique et climatologique. Dans une foule de cas, le climat n'est pas de peu d'importance dans le choix à faire d'une station thermale, surtout quand il s'agit des maladies de poitrine.

Nous nous occuperons ensuite des propriétés physiques et chimiques de nos sources, de leur action physiologique, et des moyens balnéatoires mis en usage dans notre nouvel établissement. Nous donnerons en terminant l'énumération des principales affections qui sont traitées avec avantage par nos eaux, en y ajoutant le résultat de quelques observations.

CAMBO-LES-BAINS

~~&~~

CHAPITRE Ier

___

**Topographie. — Histoire de Cambo. —
Géologie. — Climatologie.**

En parcourant la route de Bayonne à Saint-Jean-
Pied-de-Port, par cette délicieuse vallée qu'on
appelle vallée de la Nive, on arrive, après vingt
kilomètres de chemin, sur un vaste plateau des
plus fertiles, situé à une hauteur de soixante mètres
environ au-dessus du niveau de la mer, et où se
trouve la jolie petite ville de Cambo.

Rien de plus agréable et de plus enchanteur que
le site de cette petite ville.

Des maisons d'habitation qui forment la rue du
Haut-Cambo on voit se dérouler un riche et luxu-
riant paysage en forme d'amphithéâtre, d'où la vue
plonge sur les eaux limpides de la Nive, qui coule
à ses pieds en traversant cette belle et fertile plaine
à l'extrémité de laquelle se trouve le quartier appelé
Bas-Cambo.

Aucun document écrit, aucune découverte archéo-
logique, ne prouve que les vertus thérapeutiques
des eaux de Cambo ont été utilisées par les vain-
queurs des Gaules sous la domination romaine ; du

reste, au point de vue pratique, il importe fort peu de savoir à quelles nymphes étaient anciennement consacrées nos fontaines.

L'époque de la découverte des eaux de Cambo remonte néanmoins assez haut, puisqu'on raconte que déjà, en 1585, François de Noailles, évêque de Dax sous Charles IX et Henri III, mourut se rendant aux eaux de Cambo.

Davily, dans son ouvrage de la description du monde, dit qu'en 1635 ces eaux étaient en grande réputation et très-fréquentées par les Français et les Espagnols; mais c'est surtout au commencement du dix-huitième siècle que les eaux de Cambo, depuis assez longtemps déjà fréquentées par les habitants des contrées voisines, prirent définitivement faveur et étendirent bien loin la renommée de leurs vertus curatives, grâce au séjour de plusieurs hauts personnages, parmi lesquels nous citerons Marie-Anne de Neubourg, de la maison de Bavière, reine douairière, veuve de Charles II, roi d'Espagne.

En 1808, Napoléon Ier se rendit à Cambo; il fut tellement frappé de la beauté du pays et de l'efficacité de nos eaux, qu'il eut l'idée d'y fonder un établissement militaire pour servir de succursale à celui de Baréges; mais malheureusement la marche des événements ne lui permit point de donner suite à ce projet.

Au point de vue médical, Raulin et Th. Bordeu sont les premiers qui se soient occupés des eaux minérales de Cambo. Plus tard, en 1766, le Dr Laborde, de Bayonne, médecin militaire de grand mérite et inspecteur de ces eaux, publia un précis d'analyse suivi de quelques observations qui ne manquent pas d'intérêt.

En 1827, J.-P. Salaignac, pharmacien distingué de Bayonne, fit paraître une très-intéressante brochure intitulée : *Nouvel examen chimique des eaux minérales de Cambo,* à la suite de laquelle se trouve une notice médicale du Dr Ducasse, médecin en chef de l'hôpital militaire de Bayonne, et un recueil d'observations du Dr Camino.

Seize années après, le Dr Délissalde, médecin distingué, enfant du pays, et dont le souvenir est encore vivant dans nos contrées, nous a laissé, sur Cambo, un travail du plus vif intérêt et dont nous nous ferons un plaisir de reproduire certains passages.

Par cet exposé rapide des titres de notre station thermale à la considération des médecins, il est facile de voir que la renommée des eaux de Cambo remonte à une époque assez éloignée, et cela seul est déjà une bonne garantie pour le succès futur de notre station thermale. Quant aux conditions géologiques du terrain qui environne nos sources, nous ne pouvons mieux faire que de transcrire textuellement les lignes suivantes qu'a bien voulu nous transmettre M. Gindre, ingénieur distingué à Itsatsou.

Renseignements géologiques. — Les relations géologiques des eaux minérales de Cambo, dont les gîtes sont en quelque sorte au point de contact de trois formations, offrent un réel intérêt : l'eau sulfureuse émerge d'un calcaire semi-cristallin, bleuté, un peu veiné de blanc, dépendant d'un étage jurassique, dans le voisinage très-rapproché du terrain de transition et du terrain granitique, et si le point d'émergence de l'eau ferrugineuse n'a pas encore pu être nettement saisi, il n'en est pas moins certain qu'il se trouve aussi dans un étroit voisinage des mêmes terrains.

Le terrain granitique ou plutôt granitoïde, tant sa composition est variée, gneissique, pegmatoïde, n'est qu'à quelques mètres sur les deux rives de la Nive ; au Sud-Est, il se rattache au grand massif de la montagne d'*Oursouya,* dont le sommet, à l'altitude 678 mètres vers l'Est, est à plus de cinq kilomètres de l'établissement thermal.

Les schistes ardoisiers de transition qui constituent la haute colline de *Berartea-Sallagoïty,* en se prolongeant beaucoup vers l'Ouest, arrivent presqu'au bord de la Nive, près de l'établissement thermal, pour y finir en coin entre le terrain granitique et les calcaires jurassiques. Quoique jusqu'à présent les preuves paléontologiques fassent absolument défaut, les caractères minéralogiques et les relations stratigraphiques paraissent autoriser de classer ce terrain comme silurien.

Le calcaire jurassique, d'où sort l'eau sulfureuse, forme une bande de largeur variable (100 à 200 mètres), sortant de dessous les marnes argileuses jaunes, crétacées, de distance en distance, parallèlement au terrain granitique vers le Nord-Est, et parallèlement aux schistes ardoisiers vers le Sud-Ouest. Ces calcaires noirs, bitumineux, semi-cristallins par places, caractérisés par quelques fossiles, sont presque toujours très-fortement redressés, et la ligne de séparation d'avec l'étage crétacé des marnes argileuses jaunes est généralement d'une détermination assez difficile.

La ligne de fracture à laquelle il semble bien qu'on doive rapporter l'eau sulfureuse, est nettement indiquée vers le S.-O ; presqu'immédiatement après l'établissement thermal, elle est marquée par le lit même du petit ruisseau qui alimente les bassins de pisciculture, ce lit étant exactement sur la faille qui sépare le calcaire bitumineux du schiste ardoisier placé en contre-haut. Vers le premier kilomètre, sur la route de Cambo à Itsatsou, il y a un petit amas de fer oligiste terreux qui est un indice de l'action éruptive ophitique, et dans les coupures de la route qui monte au palier *Salagoïty*, l'action métamorphique est bien évidente. Les schistes ardoisiers sont décomposés, métamorphosés, et il y a complication d'émanation manganésienne caractérisée par les teintes roses d'un silicate et par les teintes violacées plus ou moins bleuâtres et verdâtres de doubles phosphates de fer et de manganèse.

Dans la même direction et au Nord de la colline *Larraldia*, il y a un pointement ophitique qui se trouve sur l'alignement qui conduit au gîte de gypse de *Haïdérénea*, centre d'une action éruptive très-prononcé au point de contact des terrains jurassique, de transition et granitique. Le métamorphisme y est encore plus intense qu'à la montée de *Berartea-Sallagoïty* et toutes les circonstances géologiques de ce canton, compris entre les maisons *Etchégarraya, Aguerrea* et *Haïdérénea,* où l'action éruptive a produit une sorte d'étoilement, sont de nature, ce semble bien, à permettre d'attribuer à l'eau sulfureuse de Cambo un point d'origine qui est relié à la roche éruptive, au gîte de gypse du calcaire jurassique, aux schistes ardoisiers siluriens et au terrain granitique, suivant une direction S.-O. = N.-E. faisant un angle de 40 à 42° avec la ligne E.-O. L'altitude du gîte de gypse est de 80 mètres, c'est-à-dire de 63 mètres au-dessus du point d'émergence au bord de la Nive, à 2,500 mètres de distance.

Dans la direction du N.-E. on peut suivre la ligne de fracture sur près de 2 kilomètres, le calcaire cristallin traversant la Nive pour se prolonger beaucoup au delà avec le même alignement, et près de la maison *Harambourouya,* il y a un pointement ophitique, à la limite des marnes argileuses jaunes, vers le terrain granitique.

———

La position géographique de Cambo ne contribue pas peu à augmenter aujourd'hui comme autrefois l'attrait de ses sources. La température y est, en effet, des plus douces et des plus régulières.

Où peut-on rencontrer un air plus pur et plus salubre ? Il faut venir à Cambo pour jouir à son aise des agréments de la belle nature, loin des exigences mondaines.

Cette simplicité de la vie, jointe à l'efficacité reconnue de nos sources, augmente pour nous de beaucoup le mérite de notre station sur d'autres villes d'eaux plus tapageuses et par cela même moins salutaires aux vrais malades.

Le pays, des plus pittoresques et des plus accidentés, offre aux touristes et aux malades les buts de promenade les plus variés.

La seconde partie de cet ouvrage traitera cette question dans tous ses détails ; nous y renvoyons le lecteur.

CHAPITRE II.

Sources de Cambo et son Etablissement Thermal.

Les sources minérales de Cambo sont, l'une sulfureuse et l'autre ferrugineuse. Elles sont toutes deux situées sur la rive gauche de la Nive, dans un petit vallon au Sud-Est et à mille mètres environ de la petite ville appelée Haut-Cambo. Distantes l'une de l'autre de trois à quatre cents mètres, ces deux sources sont reliées entr'elles par une superbe promenade ombragée de chênes, où l'on respire toujours la fraîcheur, même dans les plus fortes chaleurs de l'été.

Leur captage a été fait avec le plus grand soin par MM. les ingénieurs des mines Genreau et Boutan. Ces travaux, dirigés avec une sagesse et une intelligence rares, ont contribué à augmenter le régime de ces sources. La sulfureuse débite aujourd'hui 91,560 litres par vingt-quatre heures.

Au point de vue du logement, indépendamment des nombreuses maisons particulières, blanches et coquettes, et des élégantes villas destinées aux buveurs, il existe des hôtels dont le confortable et le service ne laissent rien à désirer.

Les deux principaux sont l'*Hôtel de France,* près l'église, à l'entrée même de la ville, et l'*Hôtel Saint-Martin,* tout près de l'établissement hydro-minéral. De ses fenêtres, la vue s'étend sur la Nive, l'établissement et le parc. Outre cette situation des plus heureuses, ce qui en augmente le charme, c'est la bonne cuisine de son chef, dont les exploits sont bien connus des gourmets.

Le nouvel établissement, déjà construit en grande partie sur les plans de M. Lévy, architecte distingué du département, ne laissera rien à désirer dans son aménagement.

Cet élégant bâtiment a la forme d'un grand carré flanqué aux angles de quatre pavillons d'égales dimensions, composés d'un rez-de-chaussée et d'un premier étage ; dans ceux situés au Nord se trouveront les salles d'attente, de conversation, le cabinet de consultation du médecin-inspecteur et le bureau du régisseur.

Dans ceux situés au Sud, au rez-de-chaussée, la grande salle d'hydrothérapie pourvue de tous les appareils de récente invention et en usage dans les plus grands établissements, et les bains d'eau douce ; au premier étage, le logement du régisseur et autres employés de l'établissement.

Deux de ces pavillons, l'un au Nord, l'autre au Sud, sont terminés ; ils seront reliés entr'eux par d'autres corps de bâtiments, formant arrière-corps à l'Est et à l'Ouest, composés d'un rez-de-chaussée percé de quatorze ouvertures avec archivoltes, impostes et meneaux ; ils contiendront vingt-six cabinets de bains, larges, spacieux et parfaitement aérés et éclairés ; ces cabines mesurent une superficie de six à sept mètres carrés chacune et sont partagées en deux parties, dont l'une renferme la baignoire et l'autre sert de vestiaire.

La hauteur du sol au plafond est de cinq mètres, mais les cloisons de séparation s'arrêtent à une hauteur de deux mètres cinquante. Un couloir de service, d'une largeur de deux mètres cinquante, sépare les cabinets en deux parties.

Un seul de ces deux corps a été construit ; l'installation en est complète et la commune, faisant abandon des anciennes baignoires en marbre, les a remplacées par des baignoires en fonte émaillée. La partie qui relie les deux pavillons Nord et faisant face à la Nive contient la buvette, placée sur la source même en contre-bas du sol, à trois mètres environ de son point d'émergence et au centre d'un vaste promenoir de plus de cent mètres carrés.

Sa façade est formée des cinq anciennes ouvertures à plein cintre surmontées d'un attique.

Deux larges escaliers en pierre conduisent de ce promenoir dans les salles de bains et d'attente, et deux portes, situées sur les deux côtés de la buvette,

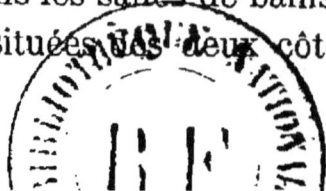

2

donneront accès dans la partie centrale de l'établissement où doit se trouver une vaste piscine.

Enfin, l'arrière-corps placé entre les deux pavillons Sud est entièrement terminé. Là se trouvent
les chaudières, la pompe, la machine à vapeur, en
un mot tout le matériel nécessaire à l'exploitation.
Dans l'ancien établissement, les baignoires étaient
alimentées directement par la source sulfureuse, qui
s'élevait naturellement à un mètre cinquante au-
dessus du sol. Dans le nouveau, pour éviter les
dégâts occasionnés assez souvent par les inonda-
tions de la Nive, les baignoires ont été placées à
environ deux mètres plus haut, et il a fallu avoir
recours à un moyen mécanique pour élever l'eau à
une hauteur convenable. Une pompe, mue par une
machine à vapeur, attire l'eau dans deux réservoirs
contenant chacun six mille litres ; un serpentin,
placé dans l'un d'eux, chauffe l'eau à la température nécessaire pour donner des bains. Toute cette
installation, ainsi que la tuyauterie, est parfaite et
ne laisse rien à désirer. A l'étage au-dessus de ce
compartiment se trouve un séchoir pour le linge.
Ainsi, sur quatre pavillons et quatre arrière-corps
qui doivent former l'établissement, deux pavillons
et trois arrière-corps sont complétement terminés ;
le reste va être mené à bonne fin avant longtemps.

Une fois l'établissement achevé, il restera encore
bien d'autres améliorations à faire pour augmenter

le nombre de nos visiteurs : il sera de toute nécessité d'établir un Casino avec salles de lecture et autres.

On sait bien, depuis longtemps, que la station minérale de Cambo est des mieux partagées par la belle nature, mais cela ne suffit pas : le plaisir et les distractions que l'on offre aux malades entrent pour beaucoup dans le succès de certaines cures thermales.

CHAPITRE III.

Propriétés physiques et chimiques des eaux de Cambo.

1º Source Sulfureuse.

L'eau de cette source est tout à fait limpide, incolore, onctueuse au toucher ; elle exhale une odeur franche d'hydrogène sulfuré. Sa saveur, tant soit peu fade, n'est nullement désagréable.

Sa température est de 21º centigrades prise au griffon ; cette eau dégage continuellement de nombreuses petites bulles d'un gaz incolore qui n'est autre que de l'acide carbonique. Elle est alcaline au papier de tournesol et à la teinture de tournesol sensibilisée. Sa pesanteur spécifique est à celle de l'eau distillée comme 1000 est à 1003.

2º Source Ferrugineuse.

L'eau de cette source est également limpide et incolore. Sa saveur est légèrement stytique. Elle est franchement acidule à l'action des réactifs. Au griffon, sa température est de 15º centigrades. L'action de l'air lui enlève sa température, ce qui fait qu'elle dépose des flocons jaunes et qu'elle se charge d'une pellicule irisée.

Voici le résumé de la dernière et toute récente analyse faite en 1878 sur les sources de Cambo par M. Garrigou, le savant chimiste de Toulouse :

	COMPOSITION de la Source Sulfurée	COMPOSITION de la Source Ferrugineuse
	Rapportée à un litre.	
Soufre de l'acide sulfhydrique .	0g,0010	
Soufre des hyposufites........	0,0007	
Acide carbonique libre.......	0,3756	0,1254
Acide carbonique combiné....	0,0150	traces.
Acide sulfurique............	1,3010	id.
Acide silicique	0,0016	
Acide phosphorique.........	traces. Acide borique .	très-net
Chlore....................	0,0461	0,0094
Soude....................	0,1511	0,0206
Potasse...................	0,0172	0,0017
Chaux....................	0,7339	0,0157
Magnésie	0,1739	0,0013
Alumine..................	0,0010	0,0017
Fer	0,0060	0,0827
Manganèse................	0,0024	traces.
Cobalt, nickel et zinc........	traces.	id.
Cuivre et plomb	id.	id.
Arsenic..................	id.	id.
Matière organique..........	très-sensible.	id.
TOTAL........	2,8265	0 2585

Quant aux détails intéressants de cette étude chimique de notre station, notre éminent confrère les a donnés dans une brochure spéciale.

CHAPITRE IV.

——

Action physiologique et thérapeutique des eaux de Cambo.

En jetant un coup d'œil sur l'analyse que nous venons de donner plus haut, il est difficile d'attribuer un effet particulier à chacune des substances que nous venons d'énumérer ; nous devons donc rapporter plutôt les effets physiologiques de nos sources à l'ensemble de leurs principes minéralisateurs.

Bien que le Dr James (*Guide pratique aux eaux minérales,* page 12, 7me édition) dise qu'il est extrêmement difficile d'expliquer le mécanisme précis de l'action des eaux, car cette action, déjà très-compliquée par elle-même, est soumise aux influences les plus variées , l'observation des faits nous a toujours démontré que l'action des eaux de Cambo se traduit par une excitation générale plus ou moins grande de l'organisme.

Voici comment s'exprime à ce propos Délissalde, dans sa brochure, page 24 : « Lorsqu'on a fait usage des eaux sulfureuses de Cambo pendant un temps plus ou moins long, suivant l'idiosyncrasie et la susceptibilité de l'individu, l'estomac devient plus vivant, plus impressionnable. Sa sensibilité et sa coloricité sont augmentées ; cette excitation détermine bientôt la faim. Son action s'étend encore sur tout le système artériel ; le sang circule avec plus de rapidité, la peau présente une teinte plus ou moins rosée et sa température est sensiblement augmentée. »

L'action physiologique des eaux sulfureuses de Cambo consiste donc, comme pour beaucoup d'autres sources de même nature, dans l'énergie plus grande imprimée à toutes nos fonctions, le remontement général de Bordeu. Mais, outre ces phénomènes généraux, nous ne devons pas méconnaître l'action spéciale et pour ainsi dire élective de nos eaux sulfureuses sur la muqueuse bronchique.

L'éminent physiologiste que nous venons de perdre, Cl. Bernard, a prouvé que toutes les préparations de soufre s'éliminent, en grande partie du moins, par la muqueuse des poumons ; et bien que cette action topique de la médication thermale ne soit pas de beaucoup la plus importante, elle doit contribuer pour une bonne part dans le résultat de certaines cures relatives aux affections de poitrine.

Le savant inspecteur des Eaux-Bonnes, le Dr Pidoux, a remarqué aussi bien souvent que l'affection locale est très-heureusement influencée par l'action réparatrice exercée sur toute la constitution du malade.

Voici encore comment s'exprime Délissalde sur l'action physiologique de l'eau ferrugineuse de Cambo, page 26 : « L'usage des eaux ferrugineuses donne de l'énergie et de la force aux organes digestifs ; cet effet est d'autant plus remarquable que ces organes sont plus affaiblis ; l'appétit devient plus prononcé, les digestions plus faciles et plus promptes. »

Un effet non moins remarquable produit par nos eaux et duquel notre regretté confrère n'a peut-être pas tiré tout le parti voulu dans sa pratique thermale, c'est l'augmentation de la sécrétion urinaire.

Nos eaux sont éminemment diurétiques ; cette action est des plus remarquables dans certaines hypersécrétions chroniques des muqueuses vésicales. Les premiers jours du traitement, la maladie est ramenée souvent à l'état aigu ; puis la substitution s'opère et les sécrétions morbides tendent à disparaître peu à peu.

En résumé, nous pouvons dire que les eaux minérales de Cambo ont une action bien certaine sur l'état catarrhal des bronches et de la vessie; de plus, elles stimulent l'activité des fonctions nutritives, et, tout en relevant les forces, elles mettent l'organisme en état de résister aux causes morbifiques liées le plus souvent à une diathèse.

C'est surtout aux diathèses arthritiques et scro-
fuleuses que s'adressent les eaux de Cambo ; nous
avons obtenu d'excellents résultats de l'usage com-
biné des deux sources, soit sulfurée, soit ferrugineuse, précieux avantage que ne possèdent point
tant d'autres stations thermales.

Dans le chapitre qui va suivre, nous allons nous
occuper des principales maladies que l'on traite
spécialement à Cambo.

CHAPITRE V.

1º Maladies de l'estomac.

Dyspepsie.

Sans aller rechercher les différentes causes de la dyspepsie, que cette maladie soit essentielle, ou symptomatique de l'arthritis le plus souvent, les eaux minérales de Cambo ont une action directe sur cette maladie en réveillant les fonctions de la muqueuse stomacale; elles modifient les sécrétions gastriques et favorisent ainsi la chimification tout en rendant la nutrition et l'hématose plus parfaites. Dans cette maladie, nous associons habituellement l'usage des bains et des douches à celui de l'eau prise en boisson ; et cela pour réveiller les fonctions de la peau si étroitement liées selon nous à l'équilibre des fonctions digestives.

PREMIÈRE OBSERVATION.

Le nommé L....., de Bayonne, âgé de 48 ans, tempérament lymphatico-nerveux, nous raconte que, depuis six mois environ, ses digestions sont devenues de plus en plus laborieuses ; l'épigastre est ballonné après les repas et douloureux à la pression. Le teint est jaune, bilieux, la langue saburrale; constipation habituelle, peau sèche, amaigrissement progressif.

Traitement : Nous prescrivons tous les jours trois à quatre verres d'eau sulfureuse et un bain sulfureux de demi-heure chaque jour. Après un mois de traitement, le malade sent ses digestions plus faciles, sa peau fonctionne, son embonpoint a reparu. Depuis ce moment nous avons eu souvent l'occasion de revoir le malade et la guérison s'est maintenue.

DEUXIÈME OBSERVATION.

Le nommé C...., cultivateur à Tarnos, près Bayonne, vient depuis très-longtemps chaque année à Cambo. D'un tempérament sanguin, âgé de 65 ans environ, il éprouve très-souvent des renvois et des nausées après ses repas. Il avait autrefois quelques boutons hémorrhoïdaux qui fluaient de temps à autre. Ce flux sanguin a cessé ; et depuis lors, le malade se plaint d'une douleur à l'estomac avec céphalalgie et tendance à l'assoupissement, surtout après le repas. Alternatives de constipation et de dévoiement, langue normale, toux quinteuse provoquée par une légère congestion pulmonaire.

Traitement : Demi-bain d'eau sulfureuse, cinq à six verres d'eau par jour, purgatif salin pour faciliter la congestion des vaisseaux hémorrhoïdaux.

Au bout de vingt jours, le nommé C.... sent un mieux sensible. Toutes ses fonctions se régularisent. Les hémorrhoïdes ont flué abondamment, et il se retire enchanté de sa cure thermale.

Aujourd'hui il revient à Cambo par reconnaissance.

2° Maladies des voies respiratoires.

L'eau sulfureuse de Cambo possède cette pro-
priété anti-catarrhale commune à tant d'autres eaux
sulfureuses et agit sur la muqueuse bronchique de
la même façon que les médicaments balsamiques,
Tolu et autres. Elle produit une action substitu-
tive sur la membrane muqueuse enflammée à l'état
chronique.

PREMIÈRE OBSERVATION.

Bronchite chronique.

Mme A...., d'Errazu, Espagne, âgée de 45 ans, tempérament' lymphatico-nerveux. Elle a eu dans sa jeunesse
des manifestations herpétiques eczémateuses sur le thorax durant lesquelles elle ne sentait aucun malaise intérieur ; mais depuis un certain refroidissement, Mme A....
a été prise d'une bronchite avec dyspnée intense et d'une
légère extinction de voix.

A son arrivée à Cambo, le mois de juin 1877, voici ce
que nous constatons :

Toux fréquente, voix rauque, expectoration abondante,
sueurs nocturnes, amaigrissement; pas la moindre éruption sur le corps. A l'auscultation, nous trouvons de gros
râles humides à la base des deux côtés du thorax, légère
maltité à la percussion, mouvement fébrile peu accusé le
soir.

Mme A..... commence par boire trois demi-verres
d'eau soufrée par jour et la dose est graduellement por-
tée à trois verres. Huit jours après, nous ordonnons des

badigeons de teinture d'iode. Après quinze jours de traitement, la malade semble bien améliorée, l'oppression a à peu près disparu, la toux diminue de fréquence, l'expectoration change de nature, les sueurs ont disparu; l'état général est satisfaisant, la guérison s'est maintenue.

Dans le courant de l'hiver dernier, nous avons revu la malade et elle était entièrement débarrassée de son catarrhe.

DEUXIÈME OBSERVATION.

Pharyngo-laryngite granuleuse de nature herpétique.

La pharyngo-laryngite granuleuse est en général une maladie qui n'est pas grave, mais bien gênante par sa ténacité. On a essayé de beaucoup de moyens pour la combattre ; mais, à notre avis, les eaux sulfureuses, aidées quelquefois des cautérisations, sont le plus sûr moyen de triompher de cette maladie si commune de nos jours.

L'observation suivante en fait foi :

M. H...., de Pampelune (Espagne), âgé de 18 ans, fils de père et de mère arthritiques, est d'une constitution assez délicate, d'un tempérament lymphatico-nerveux. Il a eu, dans son enfance, une blépharite ciliaire chronique qui a duré des mois.

A son arrivée à Cambo, nous constatons sur toute la muqueuse qui tapisse le voile du palais, les amygdales, la luette et la paroi postérieure du pharynx, une rougeur violacée hérissée de petites saillies toutes enlacées dans un réseau veineux plus ou moins développé. La voix est souvent rauque.

TRAITEMENT : L'eau sulfureuse est administrée pendant plus de vingt jours en boisson, en bains, en gargarismes, et l'affection va en s'améliorant. Pour activer et consolider la cure, nous avons pratiqué quelques cautérisations au nitrate d'argent. Nous préconisons ce moyen à nos confrères vers la fin de la cure thermale.

3º Maladies de la vessie.

Catarrhe chronique de la vessie.

Parmi les nombreuses infirmités de la vieillesse, une des plus fréquentes et des plus tenaces est sans contredit le catarrhe vésical. On rencontre très-rarement cette affection chez les enfants, et l'homme y est de beaucoup plus sujet que la femme.

Le froid humide et les écarts de régime ne contribuent pas peu au développement de la maladie, surtout quand le sujet est sous la dépendance de la diathèse arthritique.

En voici un cas très-intéressant, que l'eau sulfureuse de Cambo modifie chaque année très-heureusement.

OBSERVATION.

M. S...., de Bordeaux, âgé de 65 ans environ, d'un tempérament bilioso-sanguin, n'oublie pas de venir tous les ans faire sa saison de Cambo.

Depuis quelques années, ce malade a éprouvé des crises de colique néphrétique assez violentes à la suite desquelles il rend des graviers ; mais, depuis que ces attaques ont disparu, il a commencé à éprouver, surtout la

nuit, de grandes difficultés dans la nuition et il rend avec
ses urines des mucosités plus ou moins blanchâtres. Sa
peau est sèche, ses fonctions digestives sont quelque peu
troublées.

TRAITEMENT : Cinq à six verres d'eau sulfureuse par
jour, bain prolongé, régime doux, pas de boissons alcoo-
liques. En suivant ce traitement pendant près d'un mois,
l'amélioration ne tarde pas à se faire et M. S.... se sent
fort soulagé chaque fois qu'il fait usage de nos eaux.

4º Rhumatisme.

Toutes les douleurs à marche chronique qui sié-
gent soit dans les muscles, soit dans les articula-
tions, sont tributaires des eaux sulfureuses.

Celles de Cambo produisent d'excellents effets
sur ce genre de maladie en excitant les fonctions
de la peau et en rétablissant ces excrétions si utiles
à la santé ; pour cela, nous avons l'habitude d'or-
donner à nos malades des bains d'une assez haute
thermalité ; nous y associons souvent la douche,
aujourd'hui surtout que nous possédons tous les
moyens mis en usage partout ailleurs.

Après avoir pris quelques bains à une température assez élevée, les malades éprouvent une certaine agitation avec de la lassitude dans les mem-
bres, la peau devient moite, le sommeil quelque
peu agité ; et il se fait quelquefois vers les tégu-
ments une poussée caractérisée par une éruption
de nature arthritique.

Cette crise heureuse ne manque jamais de beaucoup soulager les malades.

5° Maladies de la peau.

Eczéma chronique de la face dorsale, des mains et des oreilles.

Nous venons de dire plus haut que chez les rhumatisants il se fait quelquefois par notre traitement hydro-minéral une poussée vers la peau se traduisant par une éruption quelconque favorable aux malades.

Cette action excitante des eaux de Cambo s'applique également fort bien à la maladie que nous décrirons l'*Eczéma chronique,* si souvent rebelle à tant de traitements.

En voici une observation :

M. R...., des environs de Bayonne, âgé d'une soixantaine d'années, d'un tempérament lymphatico-bilieux, se plaint depuis quelques mois d'une éruption arthritique survenue à la face dorsale des deux mains et derrière les oreilles.

Cette éruption, caractérisée par des taches rouges, surmontées de squames épidermiques avec suintement séreux, est souvent accompagnée d'une légère démangeaison.

L'état général du malade est satisfaisant, malgré un catarrhe bronchique qui ne le quitte pas.

TRAITEMENT : Dès son arrivée à Cambo, nous prescri-

vons à M. R.... l'eau soufrée en boisson à la haute dose
de quatre à six verres par jour et un bain de trois quarts
d'heure.

Sous l'influence de ce traitement, l'éruption devient
plus aiguë les premiers jours ; mais bientôt cette surface
violacée de la peau devient moins intense, l'exhalation
séreuse diminue, et un phénomène non moins important
à noter, c'est la disparition entière du catarrhe bronchique.

Depuis ce moment, M. R.... jouit d'une parfaite santé,
comme nous avons pu nous en convaincre plusieurs
fois.

6º Chlorose.

Cette maladie, que l'on désigne habituellement
sous le nom de pâles couleurs, est constituée par
une diminution dans la quantité des globules rouges du sang ; elle s'accompagne souvent de troubles
nerveux et de dérangements menstruels. Cette diminution des globules rouges rend le teint des chlo-
rotiques tout pâle ; les muqueuses se décolorent,
la moindre marche rend la respiration haletante.
Les pulsations cardiaques augmentent de fréquence
et s'accompagnent de bruits de souffle faciles à per-
cevoir.

Tout ce cortége de symptômes se complique fré-
quemment d'un état dyspeptique qui ne manque
pas d'inquiéter les malades et que le médecin ne
doit pas perdre de vue, car l'appareil digestif, trou-
blé dans ses fonctions les plus intimes, ne permet-

tant plus cette assimilation des aliments ni des remè-
des, l'état chlorotique se prolonge indéfiniment,
comme nous le voyons malheureusement trop souvent.

C'est par l'action combinée de notre source sulfureuse avec l'eau ferrée prise aux repas, que nous
combattons efficacement ces états languissants.
Nous commençons par réveiller l'appétit des malades ; dès lors, les fonctions de l'estomac deviennent
plus régulières et l'assimilation s'opère au profit
de tous les organes.

Nous allons en donner un exemple frappant :

Mlle C...., de Bayonne, âgée de 17 ans, fille de père
arthritique, n'a été réglée qu'à 16 ans.

Dans son enfance, elle a eu quelques glandes strumeu-
ses au cou.

Depuis près d'un an, Mlle C.... a perdu ses couleurs ;
elle éprouve de loin en loin de violentes palpitations de
cœur accompagnées de dyspnée à la moindre ascension.
Elle est sujette à de fréquentes névralgies faciales ; ses
fonctions digestives se font mal.

Après avoir essayé tous les moyens ordinaires, tels que
pilules de fer, quinquina et autres, on se décide à envoyer
Mlle C.... à Cambo.

Nous conseillons à la malade de deux à trois verres
d'eau de chacune des sources chaque jour et un demi-
bain sulfureux à 36° centigrades alternativement avec
une douche froide sur tout le corps.

Après un mois de séjour à Cambo, Mlle C.... a vu son

teint se colorer, ses forces reparaître et son appétit si
fantasque devenir des plus réguliers.

Depuis ce moment, la santé de Mlle C.... est des meil-
leures.

7° Cachexie paludéenne.

Anémie très-avancée et cachexie paludéenne consé-
cutives à de fréquents accès de fièvre intermit-
tente quarte.

Ce qui frappe tout d'abord dans les cachexies en
général et surtout dans celle qui nous occupe en ce
moment, la cachexie palustre, c'est cette teinte
spéciale de la peau qui ne ressemble à aucune
autre, cette teinte jaune qu'on appelle tout simplement paludéenne. Notre cher malade, dont nous
allons retracer l'histoire, nous la représente bien
caractérisée. La physionomie des individus atteints
de cette maladie est habituellement empreinte d'un
cachet d'abattement et de tristesse ; l'amaigrissement est assez rapide par suite du trouble habituel
des fonctions digestives. Souvent des infiltrations sé-
reuses donnent un embonpoint factice aux malades.

La diminution des globules sanguines empêche
l'appareil respiratoire de fonctionner à l'aise ; il y
a de l'essoufflement et l'hématose est insuffisante.

Cette aglobulie se reconnaît toujours à un bruit
de souffle bien accusé au premier temps, du cœur
à la base et dans les carotides.

Voici l'observation dans tous ses détails :

Le docteur Benoist, professeur distingué d'hygiène à l'Ecole de médecine de Rochefort, est sous le coup d'une fièvre intermittente quarte contractée à Rochefort même depuis près de quinze mois.

Insuccès presque absolu des nombreuses préparations de quinquina, de quinine, de fer et d'arsenic dont notre cher malade a longtemps fait usage sans amélioration durable, chaque récidive de la fièvre aggravant progressivement la défaillance de l'organisme.

Engorgement notable des viscères abdominaux ; trouble profond des fonctions digestives, amaigrissement général, état névropathique.

Tels sont les symptômes principaux offerts par notre très-honoré confrère à l'époque de son arrivée à Cambo, le 21 août 1872.

TRAITEMENT : Deux verres d'eau sulfureuse matin et soir ; eau ferrugineuse aux repas, de quatre à six verres par jour, pas de bains.

Après un mois de séjour, notre cher malade accuse un mieux être inespéré ; l'embonpoint a reparu, l'appétit est robuste, les digestions sont régulières et faciles ; toutes les fonctions ont recouvré leur énergie physiologique et leur rhytme normal. Il quitte la station de Cambo plein de force et de santé.

Notre cher confrère, dont nous venons de rapporter succinctement l'observation, savait mieux que personne combien l'effet des eaux est secondé par le séjour prolongé au milieu de l'air pur de nos montagnes. C'est un exemple que beaucoup de malades devraient suivre pour consolider ainsi les cures qu'ils vont faire aux eaux minérales.

EXCURSIONS AUX ALENTOURS.

La situation géographique de la station thermale de Cambo permet au touriste et au malade qui viennent y chercher le premier les jouissances que procure l'observation de la nature, le second une amélioration dans l'état de sa santé, permet, disons-nous, de se livrer à des excursions variées sans trop s'éloigner de cette station.

Nous nous bornerons à en signaler les buts principaux, à indiquer les distances qui les séparent de Cambo, le chemin à suivre ; nous appuierons légèrement sur l'importance des endroits à visiter, tout en priant le lecteur de s'en référer pour cela aux renseignements si précieux donnés par l'abbé Duvoisin dans son *Cambo et ses alentours*, et aussi laissant à son imagination le soin de se livrer à des réflexions poétiques sur les sites enchanteurs que nous lui indiquerons. C'est un sujet de méditation que nous comptons lui présenter, sujet inépuisable puisqu'il a trait aux accidents si nombreux et si variés du pays basque. Quant aux moyens de transport, il nous suffit d'adresser l'étranger à MM. Jauretche et Hirigaray, qui en tiennent à la disposition du public avec leur obligeance habituelle, sous forme de landaus, phaétons, américaines, etc. N'oublions pas l'intrépide Lacharo, l'ancien défenseur de la cause carliste en Espagne, qui nourrit et dresse de petits ânes aux pieds sûrs, à la jambe nerveuse, et que nous recommandons tout spécialement pour la traversée des chemins difficiles. Toutes ces indications, nous les donnerons avec d'autant plus de plaisir, que le docteur Dotézac, dans le travail précédent, affirme pour le malade la nécessité de nombreuses excursions.

LA BERGERIE.

La première promenade et l'indispensable pour tout visiteur de la station thermale, doit être celle qui a pour but un petit monticule qu'on aperçoit au Sud-Ouest, distant de mille mètres à peine et qu'on appelle *Montagne de la Bergerie,* parce qu'elle est surmontée d'une petite étable en maçonnerie qui sert d'abri aux troupeaux de mouton. On y va à pied, à cheval ou à âne ; mais n'importe la façon, la fatigue est toujours éliminée de cette délicieuse promenade. On s'y achemine par la grande route qui mène à Espelette, et après cent ou cent cinquante mètres de marche dans cette voie, on prend à gauche un petit sentier qui, par une montée insensible, vous conduit comme par enchantement au sommet de la Bergerie. Là on se trouve en présence d'un ravissant panorama ; à droite et presque à vos pieds, vous apercevez Cambo ; plus loin et dans la même direction le joli village de Halsou, avec ses blanches maisons, faisant face au splendide Séminaire de Larressore, situé à gauche ; plus loin encore et au fond du tableau, le golfe avec ses lames bouillonnantes. Nous ne pourrions mieux, du reste, décrire les agréments de cette promenade qu'en répétant les paroles d'un touriste ravi en présence d'un pareil spectacle : « Si vite se trouver si haut et devant un tel panorama ! »

LE PAS-DE-ROLAND.

Pas plus que la Bergerie, le Pas-de-Roland ne saurait se passer d'une visite. Ce célèbre Pas est une roche percée, suivant la tradition, par l'illustre paladin qui, voulant se frayer un passage, frappa de son pied vigoureux ce bloc qui s'opposait à sa marche. Il se trouve dans le petit village d'Itsatsou, situé à cinq kilomètres de Cambo et au pied du Mondarrain. Itsatsou jouit d'une grande réputation à cause de ses bonnes cerises, qui font l'objet d'un commerce très-lucratif.

Après une heure de marche, on arrive, en prenant le sentier du Pas-de-Roland, près de l'église, qui possède une croix et divers vases en argent massif doré, présents d'un émigrant enrichi en Amérique et de retour dans son pays. Ces objets, du reste d'un travail remarquable, tentèrent la cupidité des terroristes en 1793 ; on fut obligé de les cacher et d'en confier la garde à un jeune montagnard, d'une foi inébranlable, qui préféra se laisser brûler les pieds plutôt que de dévoiler l'endroit où ils se trouvaient enfouis. Cinq minutes après avoir dépassé l'église, on s'enfonce à travers les chênes et les châtaigniers dans la gorge rocheuse d'où sort la Nive. Avis ici aux gens prudents et plutôt aux imprudents. Là règne, en effet, un courant d'air continuel, et il augmente d'intensité à mesure qu'on se rapproche du Pas-de-Roland, à cause du rétrécissement de la gorge ; la Nive alors, plus fortement encaissée, se brise sur les rochers qui arrêtent son cours et arrose de ses eaux pulvérisées le sentier que vous suivez, touriste imprudent, sans avoir pris vos précautions. Le sentier, enfin, après diverses courbes, traverse un rocher bas et étroit qui domine presque à pic la rivière. Voyageur, vous êtes au Pas-de-Roland.

USTARITZ.

Une promenade à Ustaritz, avec visite au Petit Séminaire de Larressore, où l'accueil est toujours des plus hospitaliers, et retour par la rive droite en traversant Jatxou, Halsou et le Bas-Cambo, réunit les conditions nécessaires pour passer la plus agréable des soirées. La distance qui sépare ce bourg de Cambo n'est que de 6 kilomètres.

Ustaritz, de *Ur-haritz*, pays riche en chênes et en eaux, suivant une récente étymologie donnée par M. M. Hiriart, n'offre rien de bien particulier que la vue de quelques villas élégantes parsemées çà et là et bâties par ceux que l'on appelle dans le pays *Américains*. Ce sont des Basques hardis et entreprenants qui, ne trouvant pas ici d'aliment à leur dévorante activité, vont tenter fortune en Amérique et réussissent, grâce à leur intelligence et à l'opiniâtreté d'un rude labeur, à se créer une belle position et viennent se reposer et fixer leurs tentes dans leur pays natal.

Ce bourg fut autrefois le siége du bailliage du Labourd, avant la Révolution, et même du *Bilcaar* ou réunion des vétérans du pays basque. Le cimetière renferme la tombe du conventionnel Garat, qui succéda à Danton dans le ministère de la justice et qui lut à Louis XVI l'arrêt qui le condamnait à mort.

Le retour à Cambo doit s'effectuer, comme on l'a déjà dit, par le sentier ombragé de la rive droite qui relie Jatxou, Halsou et le Bas-Cambo aux constructions primitives et à la rue tortueuse et bizarre. On arrive alors dans la plaine, d'où l'on aperçoit le Haut-Cambo qui s'étale avec ses blanches maisons et ses élégantes terrasses, nous montrant à droite l'église, et à l'autre extrémité la place du jeu de paume dans un berceau de verdure ; d'un côté le temple du devoir, de l'autre le théâtre de la distraction, deux choses également affectionnées des Basques.

URDAX.

En suivant le chemin d'Espelette et à travers une des parties les plus accidentées du pays basque, on arrive par le joli village d'Ainhoa, après avoir franchi sur la Nivelle le pont international de Dancharinea, à Urdax (Espagne), distant de Cambo de 17 kilomètres. « La position d'Urdax rappelle, dit M. Cénac-Moncaut, celle de l'Escaledieu dans le Bigorre. Le nom d'Urdax, qui signifie maison des porcs, étable à pourceaux, indiquait quelle était l'industrie des anciens moines, dont le monastère aujourd'hui inhabité existe encore. La principale générosité des rois de Navarre et d'Aragon envers les abbayes fut toujours d'ouvrir leurs forêts aux troupeaux de porcs des monastères ; et Bayonne dut peut-être à ces priviléges des moines la réputation européenne de ses jambons. »

Ce petit village, plusieurs fois pris et repris par les carlistes lors de leur dernière insurrection, était un point d'une importance vitale pour la cause, et sa longue occupation ne contribua pas peu à prolonger l'énergique résistance de ces insurgés.

Le retour s'effectue beaucoup plus rapidement que l'aller, à cause de la pente rapide et presque constante qui existe jusqu'à Cambo. Sur le passage on rencontre aussi, à 5 kilomètres de Cambo, le bourg d'Espelette, qui doit son importance au marché qui s'y tient tous les quinze jours et où se réunissent Français et Espagnols pour traiter, entre autres affaires, de celles plus lucratives qui ne s'expliquent et se justifient que parce qu'elles ont la frontière pour théâtre. C'est à Espelette, en effet, qu'on voit cette jeunesse à l'œil vif, au jarret nerveux, habituée à gravir les sentiers les plus escarpés, à se frayer un chemin à travers les ronces et les broussailles, et aussi habituée à toujours bien battre en retraite devant l'œil vigilant du douanier, parce que c'est l'art de remporter des victoires.

Après cela, touriste, rentrez content, vous avez foulé le sol espagnol.

LE MONDARRAIN.

L'ascension du Mondarrain est une des excursions les plus intéressantes que nous ayons à signaler. Quoique un peu longue, par l'agrément qu'elle procure, elle compense largement la fatigue qu'elle occasionne. Du reste, on peut y aller à cheval. Elevé de 750 mètres au-dessus du niveau de la mer, le Mondarrain s'aperçoit au Sud-Ouest de Cambo ; sa forme conique le rend facile à distinguer. La montée commence un peu au delà du village d'Itsatsou et se continue par un sentier très-praticable au milieu des cerisiers et des chênes jusqu'au sommet que couronnent les ruines d'une forteresse; d'après les uns, d'une construction qui, d'après les autres, aurait servi d'observatoire aux Cantabres à des époques qu'il serait difficile de déterminer. De là on découvre un vaste panorama ; à ses pieds, le bourg d'Espelette ; plus loin et à droite, presque toute la vallée de la Nive avec ses formes gracieuses ; à l'horizon, l'embouchure de l'Adour, Biarritz, St-Jean-de-Luz, l'embouchure de la Bidassoa, etc.

Cette excursion se résume en deux mots : un peu de fatigue et beaucoup de plaisir.

GROTTE D'ISTURITZ.

Charmant but de promenade que la grotte d'Isturitz. Deux heures de voiture à peine et l'on arrive, en suivant la route tortueuse et parsemée de coteaux qui mène à Hasparren, sur une petite colline où se trouve la grotte, à proximité du village d'Isturitz. Hasparren, que nous avons nommé, est un bourg de 6,000 habitants, d'une importance qu'il doit à son marché, l'un des plus considérables du département, et à l'industrie des chaussures qui s'y pratique sur une grande échelle.

Quand on entreprend l'entrée de la grotte, on fait toujours bien de se munir d'un guide et de torches, indispensables pour ne pas se perdre dans ce dédale de rues sombres et pour admirer les stalactites et stalagmites qui y affectent des formes vraiment ravissantes. Après vingt minutes de séjour dans son intérieur, on sort bien disposé à faire honneur au déjeuner qu'il faudra avoir soin de porter avec soi. Là, en présence de la grotte et des montagnes, on se prête à admirer la nature particulièrement sauvage de ces lieux déserts.

On rentre ensuite sans regretter la demi-journée qu'exige cette excursion.

PROMENADE SUR LA NIVE.

Il est difficile d'échapper au désir que provoque la vue de la Nive, celui d'une promenade sur le moelleux de ses eaux. Les douces lenteurs de son courant y ajoutent un charme irrésistible. La navigation de cette rivière n'est possible que grâce à une forme particulière d'embarcation appelée dans le pays *chaland*. Impossible d'en donner une idée plus exacte qu'en les comparant, comme l'a fait M. Germond Delavigne, aux navettes de tisserands ou aux troncs d'arbres des navigateurs primitifs.

Le lit, du reste peu profond, de la Nive, s'élève sept fois entre Cambo et Ustaritz par suite de l'amoncellement de graviers, de façon à former une digue et arrêter le passage du chaland. L'industrie locale a su vaincre ces difficultés par la construction, sur un côté de la rivière, de barrages destinés à resserrer la rivière et à augmenter la profondeur de son lit. La largeur de cette voie artificielle, appelée nasse, ne dépasse pas un mètre et demi ; c'est à peine celle du chaland. Le principal attrait des promenades sur la Nive consiste précisément dans le passage de ces nasses. A peine engagé dans cette voie, le chaland prend son essor, la descend avec la rapidité de la flèche, la traverse et se trouve comme par enchantement sur l'autre côté de la rivière. Une immobilité presque complète est recommandée par le chalandier, car l'équilibre rompu pendant cette traversée pourrait amener quelque accident.

Lorsque sept fois depuis l'embarcadère du vieux pont on a éprouvé les émotions de cette course, on est à Ustaritz. La promenade est terminée. Le retour en voiture est obligatoire à cause de la difficulté qu'éprouve le chaland à remonter la rivière.

Nous ne signalerons que pour mémoire les excursions à Saint-Jean-Pied-de-Port, Saint-Jean-de-Luz, Sare que l'on visite à l'époque de la chasse aux palombes, parce que l'éloignement de ces divers endroits obligerait l'étranger qui vient faire usage de nos eaux, à interrompre pendant plus d'une journée son traitement et compromettre ainsi le succès de la cure.

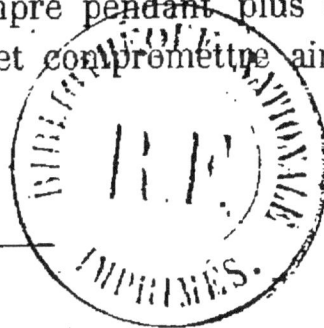

Bayonne. — Imprimerie A. LAMAIGNÈRE.

CHOCOLAT FAGALDE

DE

BAYONNE & CAMBO

———

Usine à Vapeur à Cambo.

———

Le chocolat entre dans la catégorie des aliments les plus nécessaires à la santé publique, à la condition toutefois que sa nature n'en soit pas altérée par le mélange de matières étrangères.

La MAISON FAGALDE, qui compte près de cent années d'existence, ne doit précisément ses nombreux et constants succès qu'à la pureté des matières qu'elle emploie et aux soins minutieux apportés à la fabrication de ses produits. Ses chocolats à cuire, par l'homogénéité de leur pâte, par la franchise de leur goût, obtiennent une faveur tous les jours croissante; quant à ses pastilles extrà-fines à la vanille, l'approbation quotidienne des palais les plus délicats atteste leur supériorité.

La MAISON FAGALDE se recommande donc au consommateur et connaisseur à la fois par la pureté de ses produits, composés simplement de cacaos et de sucre, aromatisés, suivant les demandes, de vanille ou de cannelle.

———

www.ingramcontent.com/pod-product-compliance
Lightning Source LLC
Chambersburg PA
CBHW071758200326
41520CB00013BA/3301